Kurzfassung der Leitlinie zur Diagnostik und Therapie der COPD

Herausgegeben von
der Deutschen Atemwegsliga e.V.

Kurzfassung der Leitlinie der Deutschen Atemwegsliga zur Diagnostik und Therapie von Patienten mit chronisch obstruktiver Lungenerkrankung (COPD)

Herausgegeben von
der Deutschen Atemwegsliga e.V.

Bearbeitet von:

P. Kardos
R. Buhl
U. Cegla
C. P. Criée
A. Gillissen
D. Köhler
H. Magnussen
R. Meister
D. Nowak
W. Petro
K. F. Rabe
G. Schultze-Werninghaus
H. Sitter
H. Teschler
T. Welte
R. Wettengel
H. Worth

Georg Thieme Verlag
Stuttgart · New York

Dr. med. P. Kardos
Gemeinschaftspraxis und
Pneumologisches-allergologisches
Zentrum
Maingau Krankenhaus
Scheffelstraße 33
60318 Frankfurt am Main
E-Mail:
kardos@lungenpraxis-maingau.de

*Bibliografische Information
Der Deutschen Bibliothek*

Die Deutsche Bibliothek verzeichnet diese Publikation in der Deutschen Nationalbibliografie; detaillierte bibliografische Daten sind im Internet über <http://dnb.ddb.de> abrufbar.

Hinweis:
Die ausführliche Fassung der Leitlinien der Deutschen Atemwegsliga e.V. wird publiziert in der Zeitschrift Pneumologie Heft 11/2002

Rüdigerstraße 14
70469 Stuttgart
Unsere Homepage:
http://www.thieme.de

Printed in Germany

Umschlaggestaltung: Thieme Verlagsgruppe
Satz und Druck: Druckhaus Götz GmbH, 71636 Ludwigsburg, gesetzt auf CCS Textline
Buchbinder: Ö + K, 71272 Renningen

ISBN 3-13-132951-3 1 2 3 4 5 6

Wichtiger Hinweis: Wie jede Wissenschaft ist die Medizin ständigen Entwicklungen unterworfen. Forschung und klinische Erfahrung erweitern unsere Erkenntnisse, insbesondere was Behandlung und medikamentöse Therapie anbelangt. Soweit in diesem Werk eine Dosierung oder eine Applikation erwähnt wird, darf der Leser zwar darauf vertrauen, dass Autoren, Herausgeber und Verlag große Sorgfalt darauf verwandt haben, dass diese Angabe **dem Wissensstand bei Fertigstellung des Werkes** entspricht.

Für Angaben über Dosierungsanweisungen und Applikationsformen kann vom Verlag jedoch keine Gewähr übernommen werden. **Jeder Benutzer ist angehalten,** durch sorgfältige Prüfung der Beipackzettel der verwendeten Präparate und gegebenenfalls nach Konsultation eines Spezialisten festzustellen, ob die dort gegebene Empfehlung für Dosierungen oder die Beachtung von Kontraindikationen gegenüber der Angabe in diesem Buch abweicht. Eine solche Prüfung ist besonders wichtig bei selten verwendeten Präparaten oder solchen, die neu auf den Markt gebracht worden sind. **Jede Dosierung oder Applikation erfolgt auf eigene Gefahr des Benutzers.** Autoren und Verlag appellieren an jeden Benutzer, ihm etwa auffallende Ungenauigkeiten dem Verlag mitzuteilen.

Inhaltsverzeichnis

Definition

COPD: chronische Lungenkrankheit mit progredienter, nach Gabe von Bronchodilatatoren und/oder Glukokortikoiden nicht vollständig reversibler Atemwegsobstruktion auf dem Boden einer chronischen Bronchitis und/oder eines Lungenemphysems. Hauptsymptome: chronischer Husten, Auswurf, Atemnot, anfangs nur unter Belastung. Nicht eingeschlossen in die Definition von COPD ist Asthma.

Diagnostik der COPD

Anamnese

- Husten,
- Auswurf,
- Atemnot unter Belastung,
- Rauchgewohnheit (80% sind Raucher oder Exraucher),
- inhalative Belastung am Arbeitsplatz,
- Anzahl der Exazerbationen/Jahr,
- Komorbidität,
- Gewichtsverlust.

Körperlicher Untersuchungsbefund

Pfeifen und Brummen, verlängerte Exspirationsdauer;
in fortgeschrittenen Stadien: Lippenzyanose, periphere Ödeme, pulmonale Kachexie.

Lungenfunktionsprüfungen

Spirometrie

Forciertes exspiratorisches Volumen in der ersten Sekunde (FEV_1); inspiratorische Vitalkapazität (VK). Das Verhältnis FEV_1/VK ist < 70%.
Reversibilitätstest: zur Austestung der Therapie und zum Ausschluss einer reversiblen Obstruktion (Asthma):

1. Bronchodilatator: Zunahme der FEV_1 (ΔFEV_1) 15 bzw. 30 Minuten nach einem β_2-Sympathomimetikum bzw. Anticholinergikum weniger als 15% des Ausgangswertes und weniger als 200 ml.

Flussdiagramm zur Diagnostik der COPD

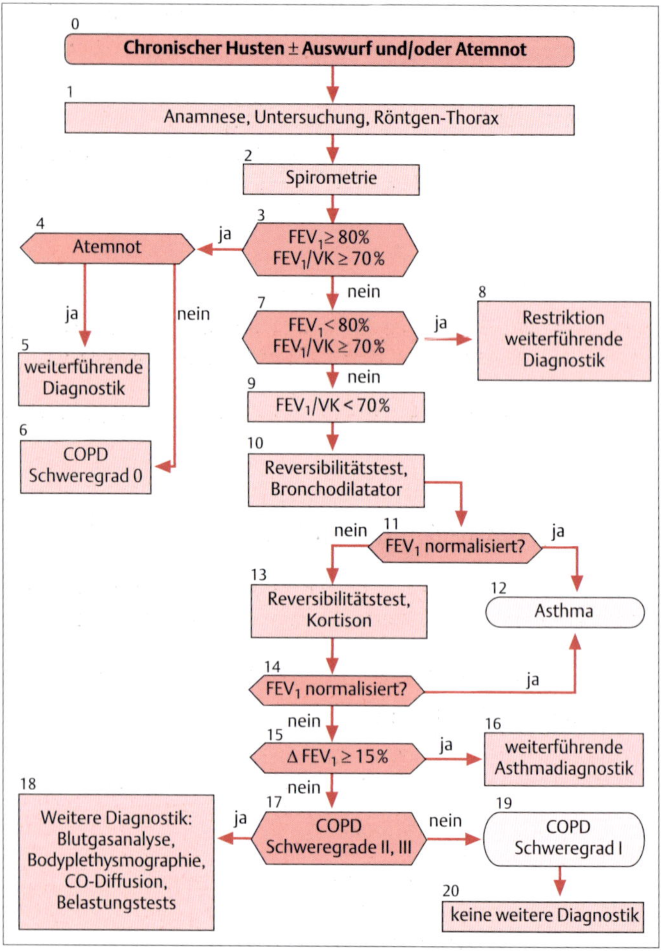

2. Kortison: $\Delta FEV_1 < 15\%$ nach 20–40 mg Prednisolonäquivalent/die über 14 Tage oder inhalativ 2000 µg Beclomethasonäquivalent/die über 4 Wochen).

Blutgasanalyse

Respiratorische Partialinsuffizienz: Erniedrigung des arteriellen O_2-Partialdruckes (< 65 mm Hg), Globalinsuffizienz: zusätzlich erhöhter arterieller CO_2-Partialdruck (> 45 mm Hg).

Weitere diagnostische Methoden

Röntgenaufnahme der Thoraxorgane in 2 Ebenen: Bei Diagnosestellung zur Differenzialdiagnose und zur Erfassung von Emphysemblasen.

Weiterführende Diagnostik: Ganzkörperplethysmographie, Diffusionskapazität, Belastungstests.

Schweregradeinteilung der COPD

Die Schweregradeinteilung erfolgt anhand der nach akuter Bronchodilatation gemessenen FEV_1-Werte (% vom Soll) bei **stabiler** COPD.

Tab. **1** Schweregradeinteilung der COPD (modifiziert nach GOLD*)

Schweregrad	Charakteristik
III (schwer)	– $FEV_1 < 30\%$ Soll, $FEV_1/VK < 70\%$ oder – $FEV_1 < 50\%$ Soll und chronische respiratorische Insuffizienz oder Rechtsherzinsuffizienz
II (mittelgradig)	– $30\% \leq FEV_1 < 80\%$ Soll, $FEV_1/VK < 70\%$ – mit/ohne chronische Symptome (Husten, Auswurf, Dyspnoe)
I (leichtgradig)	– $FEV_1 \geq 80\%$ Soll, $FEV_1/VK < 70\%$ – mit/ohne Symptomatik (Husten, Auswurf, Dyspnoe evtl. bei starker körperlicher Belastung)
0 (Risikogruppe)	– normale Spirometrie – chronische Symptome (Husten, Auswurf)

* Global Initiative for Obstructive Lung Disease

Differenzialdiagnose

Tab. **2** Differenzialdiagnose der Obstruktion

Asthma
Bronchiektasie
zystische Fibrose
diffuse Lungenparenchymerkrankungen mit Obstruktion
Bronchialwandinstabilität
konstriktive Bronchiolitis obliterans (z. B. nach inhalativen Intoxikationen)
extrathorakale Obstruktion (Trachea, Larynx)

Tab. **3** Differenzialdiagnose Asthma und COPD

Merkmal	Asthma	COPD
Alter bei Erstdiagnose	meist: Kindheit, Jugend	meist 6. Lebensdekade
Tabakrauchen	kein Kausal-zusammenhang	überwiegend Raucher
Atemnot	anfallsartig auftretend	bei Belastung
Allergie	häufig	selten
Obstruktion	variabel, episodisch	progredient
Reversibilität der Obstruktion	gut: $\Delta FEV_1 > 20\,\%$	nie voll reversibel
Ansprechen auf Kortison	regelhaft vorhanden	gelegentlich

Therapie der COPD

Tab. **4** Therapieoptionen bei COPD

Prävention	medikamentöse Behandlung	nicht medikamentöse Behandlung	apparative/ operative Behandlung
Raucherentwöhnung	β_2-Sympathomimetika Anticholinergika	körperliches Training	Langzeit-O_2 Therapie
Schutzimpfungen	Theophyllin	Patientenschulung	nichtinvasive Beatmung
Arbeitsplatzhygiene	Glukokortikoide Antibiotika Mukopharmaka	Physiotherapie Ernährungsberatung	Emphysemchirurgie

Prävention

- Verzicht auf Tabakrauchen: die einzige Maßnahme, welche die Progredienz der COPD verlangsamt.
  Maßnahmen zur Raucherentwöhnung:
  - verbale Intervention (bei jeder Beratung)
  - Raucherentwöhnungsprogramme (Gruppe)
  - Nikotinpflaster, -kaugummi, -spray,
  - Bupropion
- Bei beruflichen Noxen: Arbeitsplatzhygiene

Medikamentöse Behandlung

Bronchodilatatoren

Basistherapie: inhalative kurz- (Fenoterol, Salbutamol, Terbutalin) und/oder langwirksame (Formoterol, Salmeterol) β_2-Sympathomimetika oder Anticholinergika (Ipratropium, Oxitropium bzw. das langwirksame Tiotropium). β_2-Sympathomimetika und Anticholinergika zeigen kombiniert einen additiven Effekt. Inhalationstechnik einüben! Eine regelmäßige bronchodilatatorische Monotherapie von COPD-Patienten ist nicht mit der Gefahr der Tachyphylaxie behaftet, Anticholinergika zeigen sogar einen besseren Effekt in der Langzeit-Monotherapie.

Bei regelmäßiger Anwendung sind kurzwirksame Bronchodilatatoren preiswerter, aber wegen der Notwendigkeit der häufigen Applikation ungünstiger als langwirksame Substanzen.

Theophyllin: zweite Wahl wegen der geringen therapeutischen Breite.

Inhalative Glukokortikoide

Sie sind nur indiziert bei den Schweregraden II und III bei:

1. „Respondern" (10 – 15% der COPD-Patienten): wenn darunter FEV_1 gegenüber dem Ausgangswert > 15% und > 200 ml ansteigt, und/oder
2. Schweregrad II und III: wenn die klinische Symptomatik (Dyspnoe, Husten, Auswurf) sich innerhalb von 3 Monaten bessert. In Studien konnte eine Reduktion der Frequenz der Exazerbationen gezeigt werden.

Systemische Glukokortikoide

Eine **Langzeit-Therapie** mit oralen Glukokortikoiden wird nicht empfohlen. Kurzzeittherapie bei Exazerbation: s. dort.

Kombinationstherapie

Die Kombination aus einem langwirksamen β_2-Sympathomimetikum und inhalativen Glukokortikoid kann bei Patienten eingesetzt werden, bei denen beide Komponenten indiziert sind.

Mukopharmaka

Der Einsatz von N-Acetylcystein, Ambroxol, Cineol bzw. Myrtol orientiert sich an dem subjektiven Therapieerfolg. Sie können auch zur Exazerbationsprophylaxe eingesetzt werden.

Antitussiva

Bei quälendem trockenen Husten im Rahmen von Exazerbationen sind Codeinderivate und synthetische Antitussiva in ausreichend hoher Dosierung (60 mg Codein pro Dosis) hilfreich, falls keine Hyperkapnie vorliegt und keine Atemdepression droht.

Nichtmedikamentöse Therapie

Ernährung

Die Unterernährung (BMI < 25 kg/m^2) verschlechtert die Prognose. Ziel der Ernährungstherapie ist es, mittels oraler Kalorienzufuhr, ggf. Ernährungssupplementierung, eine Gewichtszunahme zu erzielen.

Physiotherapie

- Senkung der Atemarbeit: Lippenbremse, kleine Geräte mit einer exspiratorisch wirksamen Stenose.
- Atemerleichternde Körperstellungen bei schwerer Dyspnoe: Kutschersitz, Anlehnen an eine Wand
- Verbesserung der Sekretelimination: Lagerungsdrainage, effektive Hustentechniken und die Mobilisierung des Sekrets mittels Thoraxwandperkussion und Geräten mit exspiratorischen Oszillationen (Flutter, RC Cornet).

Patientenschulung

Empfehlenswert in kleinen Gruppen von maximal 4–8 Teilnehmern mit strukturierten und evaluierten Programmen.

Rehabilitation

Linderung der somatischen und psychischen Symptomatik, Steigerung der Lebensqualität mit Wiederherstellung der bestmöglichen Leistungsfähigkeit, Förderung der sozialen Reintegration. Stationär, teilstationär und/oder wohnortnah ambulant.

Langzeitbehandlung mit Sauerstoff

Bei chronischer Hypoxämie (arterieller Sauerstoffpartialdruck ≤ 55 mm Hg) indiziert; bei Cor pulmonale bereits bei einem $pO_2 < 60$ mm Hg. Anwendungsdauer: mindestens 16 Stunden pro Tag. [Magnussen, H. et al. Leitlinien zur Langzeit-Sauerstofftherapie. Pneumologie 55, 454–464 (2001)].

Heimbeatmung

Eine Entlastung der Atemmuskulatur durch die intermittierende (nächtliche) nichtinvasive Heimbeatmung über Nasen- oder Nasen-Mund-Masken bei ventilatorischer Insuffizienz ist indiziert, wenn alle konservativen Behandlungsmöglichkeiten ausgeschöpft sind und der Patient weiterhin hyperkapnisch ist. Einleitung nur in spezialisierten Krankenhausabteilungen.

Operative Therapieverfahren

Bullektomie

Bei großen Bullae, die mehr als 1/3 eines Lungenflügels einnehmen und das benachbarte Lungenparenchym komprimieren.

Lungenvolumenreduktion

Die Resektion von stark emphysematös veränderten Lungenarealen, vor allem in den Oberfeldern, bei sorgfältig ausgewählten, geeigneten Patienten in spezialisierten Zentren.

Lungentransplantation

Für Patienten mit schwerem Lungenemphysem. Eine immunsuppressive Therapie ist lebenslang erforderlich. Die Auswahl der Patienten erfolgt durch spezialisierte Zentren.

Tab. 5 Stufenplan für die Langzeittherapie der COPD

Schweregrad	Medikamentöse Therapie	Nichtmedikamentöse Therapie
schwer (III)	Ggf. Langzeit-Sauerstofftherapie	Zusätzlich Rehabilitation Heimbeatmung Emphysemchirurgie Lungentransplantation
mittel (II)	inhalative Glukokortikoide über 3 Monate, bei Therapieerfolg Fortsetzung	Zusätzlich: Körperliches Training Physiotherapie Adäquate Ernährung
bei fehlender Besserung	zusätzlich Theophyllin β_2-Sympathomimetika und/oder Anticholinergika regelmäßig, ggf. kombiniert	
leicht (I)	β_2-Sympathomimetika und/oder Anticholinergika bei Bedarf	Patientenschulung Schutzimpfungen
Risikogruppe	ggf. Medikamente zur Raucherentwöhnung keine Medikation	Risikofaktoren meiden

Exazerbation

Definition

Akute Verschlechterung mit Zunahme von Symptomen (Atemnot, Husten, Auswurf, Obstruktion, thorakale Beklemmung, selten Fieber), die eine Änderung der Behandlung erforderlich macht. Besonders in Stadien II und III der COPD, oft während der kalten Jahreszeit.

Ursachen

- bakterielle Infekte,
- virale Infekte,
- Luftverunreinigung (Smog),
- atemdepressive Medikamente,
- Unfälle.

Technische Diagnostik bei Exazerbation

- Blutgasanalyse,
- Labordiagnostik: bei bakteriellem Infekt CRP, Blutsenkung oft erhöht, häufig Leukozytose,
- Mikrobiologische Sputumdiagnostik: meist entbehrlich, der Nachweis der bakteriellen Ätiologie gelingt nur in < 50% aller Exazerbationen,
- Röntgenaufnahme des Thorax in 2 Ebenen bei Verdacht auf Pneumonie.

Therapie

In Abhängigkeit vom Schweregrad ambulant, stationär oder intensivmedizinisch behandeln.

Medikamentöse Therapie

- **Bronchodilatatoren** intensivieren: Initial 1 – 2 Hübe eines kurzwirksamen β_2-Sympathomimetikums + 2 Hübe eines kurzwirksamen Anticholinergikums alle 10 – 15 Minuten; bei unzureichender Besserung:
- 1,0 – 2,5 mg eines β_2-Adrenergikums + 0,5 mg Ipratropiumbromid in einen Vernebler füllen und mindestens 10 Atemzüge inhalieren lassen, alle 10 – 15 Minuten.
- β_2–Adrenergika können alternativ i.v. (Reproterol 90 µg) oder s.c. (250 – 500 µg Terbutalin) gespritzt werden.
- **Theophyllin als „second line“** Medikation: Bolus 200 mg (Injektionsdauer 5 Minuten) ggf. anschließend als Dauerinfusion – (Anfangsdosis 800 mg/24 h) je nach Theophyllin-Serumspiegel (8 – 20 mg/L). Bei Theophyllin-Vorbehandlung kein Bolus.

Tab. **6** Symptomatik und Schweregrade der akuten Exazerbation sowie schweregradorientierte Therapie

Schweregradorientierte Behandlung der Exazerbation der COPD		
Schweregrad	**Kennzeichen**	**Therapie**
Schwer	Bewusseinstrübung Tachykardie/-pnoe Zyanose (neu/progredient) Oedeme	± Therapie der Komplikationen ± NIV (non-invasive ventilation) ± O_2 ± Theophyllin
Mittel	Atemnot ↑/Husten ↑ + Verschlechterung der Lungenfunktion	+ systemische Steroide, evtl. + Theophyllin
Leicht	Leichte subjektive Verschlechterung ± Verschlechterung der Lungenfunktion	Anticholinergika und/oder β_2-Sympathomimetika
Alle Schweregrade		Nikotinverzicht Antibiotika bei purulentem Sputum Therapie der Komorbidität

- **Systemische Glukokortikoide**: 20 – 40 mg Prednisolonäquivalent / die, maximal für 14 Tage (längere Behandlung bringt keine Vorteile).
- **Antibiotika**: wenn ein bakterieller Infekt mit purulenter Verfärbung des Sputums vorliegt. Kalkulierte Antibiose: S. pneumoniae, H. influenzae, B. catarrhalis erfassen, bei hochgradiger Obstruktion (FEV_1 < 30% Soll) auch Pseudomonas aeruginosa und gramnegative Enterobakterien (Aminopenicillin ± β-Laktamaseinhibitor, Oralcephalosporine, Makrolide; bei problematischer Resistenzlage auch Ketolide oder Fluorochinolone der Klassen 3 und 4). Therapiedauer: 5 – 7, in schweren Fällen etwa 10 Tage, ggf. intravenös einzuleiten. Bei Misserfolg: mikrobiologische Diagnostik nach 2 – 3 Tagen Antibiotikapause [Worth, H. et al. Prävention and Therapie von Atemwegsinfektionen. Empfehlungen der Deutschen Atemwegsliga. Pneumologie 52, 232 – 237 (1998)].

Ambulantes Management der Exazerbation der COPD

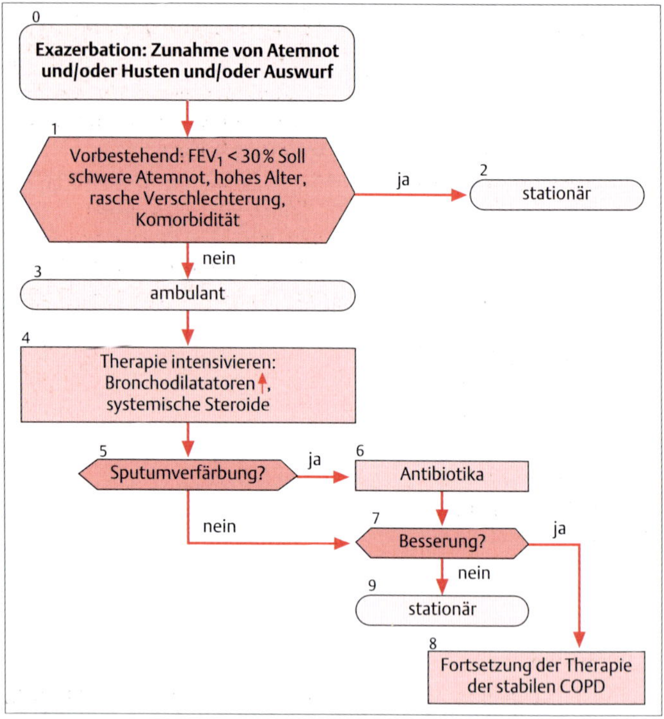

Weitere Maßnahmen

- Diuretika: bei Rechtsherzinsuffizienz, initial 40 mg Furosemid i.v.
- **Kalorienzufuhr**: wenn der Patient infolge ausgeprägter Atemnot keine Nahrung zu sich nimmt, möglichst über Magensonde, ggf. i.v.
- **Heparinprophylaxe:** Bei immobilisierten Patienten, bei Polyglobulie, Dehydratation, bei chronisch venöser Insuffizienz und/oder thromboembolischen Erkrankungen.
- Bei Sekretretention und lobären Atelektasen: bronchoskopische Absaugung, Lagerungsdrainagen.

Tab. **7** Kriterien zur stationären und intensivmedizinischen Behandlung bei COPD-Exazerbationen

Stationäre Behandlung	Aufnahme auf die Intensivstation
Schwere Atemnot	Schwere Atemnot mit fehlendem Ansprechen auf die Notfalltherapie
Schlechter Allgemeinzustand	Komatöser Zustand
Rasche Progredienz der Symptomatik	Persistierende Hypoxämie (paO_2 < 50 mm Hg) trotz O_2-Gabe
Bewusstseinstrübung	schwere oder progrediente Hyperkapnie ($paCO_2$ > 70 mm Hg)
Zunahme von Ödemen und Zyanose	respiratorische Azidose (pH < 7,35)
Hoher Schweregrad der COPD	
Kein Ansprechen auf die Therapie	
Diagnostische Unklarheiten	
Bedeutsame Komorbidität	
Höheres Lebensalter	
Unzureichende häusliche Betreuung	

Beatmung

Bei Exazerbationen mit respiratorischer Insuffizienz ist die Beatmung indiziert:

- Bei unbekannten COPD-Patienten: paO_2 < 60 mm Hg und $paCO_2$ > 50 mm Hg unter O_2 Zufuhr bzw. bei pH < 7,35.
- Bei bekannter respiratorischer Insuffizienz: paO_2 < 50 mm Hg und $paCO_2$ > 70 mm Hg und pH < 7,35.

Nichtinvasive Beatmung (NIPPV)

Falls keine Ausschlusskriterien für die NIPPV („non-invasive positive pressure ventilation") (Maske) vorliegen, ersetzt sie in 75 – 80 % der Fälle die Intubation.

Stationäre Therapie der Exazerbation

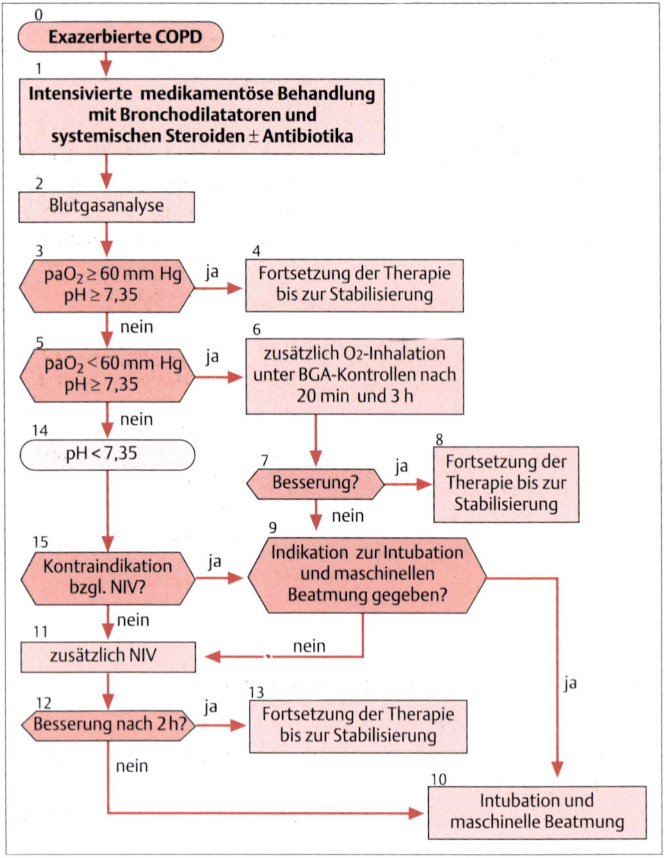

Invasive Beatmung

- Patienten, die für eine nichtinvasive Beatmung ungeeignet sind,
- Falls die nichtinvasive Beatmung innerhalb von 2 Stunden nicht zu einer Besserung führt.

Tab. **8** Ein- und Ausschlusskriterien für die nichtinvasive Beatmung (NIPPV) bei COPD-Patienten mit akuter respiratorischer Insuffizienz

Einschlusskriterien	**Ausschlusskriterien**
– schwere Atemnot, Einsatz der „Atemhilfsmuskulatur“, paradoxe abdominale Atmung	– Atemstillstand
– Azidose (pH < 7,35) und Hyperkapnie ($paCO_2$ > 50 mm Hg)	– Herz-Kreislauf-Instabilität (Herzinfarkt, kardiogener Schock, Hypotonie, schwere Arrhythmie)
– Atemfrequenz > 25/min	– Bewusstseinstrübung (Somnolenz → Koma)
	– fehlende Kooperation des Patienten
	– erhöhte Gefahr von Regurgitation und Aspiration (Schluckstörung, Ileus, GI-Blutung, kürzliche OP im Bereich von Gesicht, Speiseröhre, Oberbauch, Gesichtstrauma, Fehlbildungen im Nasopharynx)
	– visköses Sekret, große Sputummenge

Entlassung aus der stationären Behandlung

Wenn der Patient fähig ist:

- auf ebener Strecke zu gehen (wenn dies vor der Exazerbation möglich war),
- zu essen und zu schlafen ohne häufige Unterbrechungen infolge Dyspnoe,
- Stabilität der Symptomatik und der arteriellen Blutgase über mindestens 24 Stunden,
- inhalative kurzwirksame β_2-Sympathomimetika weniger als 6 × am Tage.

Die Inhalationstechnik sollte eingeübt, ggf. eine Langzeit-O_2-Therapie organisiert und ein schriftlicher Medikamentenplan mitgegeben werden.